Un Couple Heureux :
Clés pour une Vie à Deux Épanouie

Dépôt légal : décembre 2023

SOMMAIRE

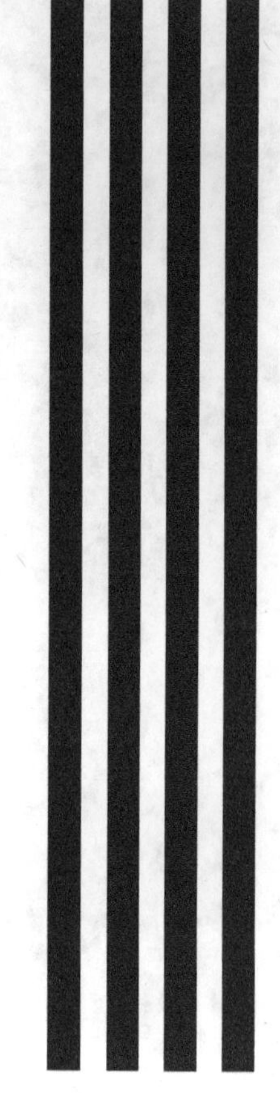

UN COUPLE HEUREUX

***

CLÉS POUR UNE VIE À DEUX ÉPANOUIE

INTRODUCTION

POURQUOI CE LIVRE?

Un Voyage dans l'Univers des Relations Amoureuses
Bienvenue dans un monde où chaque couple est une
histoire unique, un univers de possibilités inexplorées et
de moments partagés.

"Un Couple Heureux : Clés pour une Vie à Deux Épanouie"
n'est pas seulement un livre, c'est un phare dans l'océan
des relations amoureuses, guidant les couples vers un
havre de compréhension, de respect et d'amour mutuel.

Dans nos vies trépidantes, où chaque jour apporte son lot
de défis, il est facile de perdre de vue l'importance de
nourrir notre relation amoureuse. Ce livre se pose comme
un rappel affectueux et un guide pratique, destiné à tous
ceux qui aspirent à enrichir leur vie de couple.

Un Engagement pour le Bonheur Partagé
Ce guide est né d'une conviction profonde : chaque couple
possède en son sein un potentiel immense de bonheur et
d'épanouissement. Que vous soyez au début d'une nouvelle
relation ou que vous partagiez déjà un long chemin
ensemble, il y a toujours de nouvelles dimensions à
explorer, de nouvelles profondeurs d'intimité à atteindre,
de nouvelles façons de communiquer et de se comprendre
mutuellement.

L'Art de la Communication : Un Pilier de la Relation
La communication est l'âme d'une relation saine. Dans ce
livre, nous plongeons dans l'art de communiquer avec
authenticité et compassion. À travers des exemples

concrets et des exercices pratiques, vous apprendrez comment transformer les simples échanges en moments de connexion profonde, et comment les malentendus peuvent devenir des opportunités de croissance mutuelle.

L'Intimité et la Sexualité : Célébrer la Connexion
L'intimité et la sexualité sont des aspects essentiels de la vie de couple, mais ils sont souvent entourés de tabous et de malaises. Nous abordons ces sujets avec respect et ouverture, en reconnaissant la diversité des besoins et désirs. Ce livre offre des pistes pour parler de sexualité avec aisance, et des conseils pour maintenir la flamme vivante, en cultivant une intimité authentique et satisfaisante.

Écouter et Comprendre : Les Clés d'une Relation Harmonieuse
L'écoute active et la compréhension mutuelle sont les fondations sur lesquelles repose une relation durable. Nous explorons comment écouter vraiment votre partenaire, non seulement avec les oreilles mais avec le cœur, et comment cette écoute peut transformer votre relation. Des activités et des scénarios réalistes vous aideront à mettre en pratique ces compétences essentielles.

Connaître et Comprendre le Couple : Une Exploration
Chaque couple a sa propre dynamique, son propre 'mode d'emploi'. Dans ce livre, nous explorons les différents modèles de relations et comment ils fonctionnent. Vous découvrirez des stratégies pour gérer les conflits, pour équilibrer les besoins individuels avec ceux de la relation, et pour créer un partenariat équilibré et

épanouissant.

Un Guide Pratique pour un Couple Heureux
Le dernier chapitre est un condensé des 'clés en or' pour une vie de couple épanouie. Il offre des études de cas inspirantes, une checklist pour les couples, et un plan d'action pour intégrer les apprentissages du livre dans votre vie quotidienne. C'est un pas vers une transformation positive de votre relation.

QU'ATTENDRE DE CE GUIDE?

Un Compagnon pour votre Parcours de Couple
"Un Couple Heureux : Clés pour une Vie à Deux Épanouie" est votre allié dans l'aventure de la vie de couple. Imaginez ce livre comme un ami sage et bienveillant, toujours là pour offrir des conseils, des encouragements et des perspectives nouvelles. Que vous soyez au tout début d'une relation romantique, célébrant les premiers émois de l'amour, ou que vous ayez déjà construit des années de souvenirs communs, ce guide est là pour enrichir chaque étape de votre voyage.

Votre Source de Sagesse et d'Inspiration
Ce livre est un trésor de connaissances pratiques, une collection précieuse de leçons tirées de la vie réelle, enrichies par des recherches approfondies et des conseils d'experts. Imaginez une mosaïque de stratégies éprouvées, d'histoires inspirantes et d'exercices pratiques conçus pour transformer et revitaliser votre relation. Chaque page est un pas vers une compréhension plus profonde et une connexion plus riche avec votre partenaire.

Révolutionnez Votre Communication
La communication est l'épine dorsale de toute relation saine. Dans ce guide, vous découvrirez des méthodes pour transformer vos conversations en ponts de compréhension et de tendresse. Apprenez à naviguer à travers les malentendus avec grâce, à résoudre les conflits avec empathie et à bâtir une fondation de confiance et d'honnêteté. Ces outils de communication

sont votre clé pour ouvrir les portes d'une harmonie
durable.

Un Voyage dans l'Intimité et la Sexualité
Abordez l'intimité et la sexualité avec une nouvelle
perspective, empreinte de respect, d'ouverture et de
curiosité. Ce guide vous invite à explorer ces aspects
essentiels de votre relation avec sensibilité et assurance,
reconnaissant et célébrant la diversité des désirs et des
expressions. Apprenez à naviguer dans le monde
complexe et enrichissant de l'intimité émotionnelle et
physique, et découvrez comment ces moments peuvent
fortifier votre lien amoureux.

Inclusif, Respectueux, Universel
Ce livre embrasse la diversité des expériences et des
expressions de l'amour. Il est écrit avec un profond
respect pour toutes les formes de relations, reconnaissant
que chaque couple a son histoire unique. Que vous vous
identifiiez à une culture, une orientation sexuelle, une
identité de genre ou un parcours de vie spécifique, vous
trouverez dans ces pages des conseils et des perspectives
qui résonnent avec votre expérience unique.

Des Exercices pour Tisser des Liens Solides
À travers ce guide, des exercices pratiques vous sont
proposés, conçus pour être expérimentés seul ou en
couple. Ces activités sont des outils puissants pour
renforcer votre lien, améliorer votre compréhension
mutuelle et raviver la flamme de la passion. Que vous
cherchiez à approfondir votre connexion ou à surmonter
un défi spécifique, ces exercices sont des ressources
précieuses que vous pourrez revisiter à différentes étapes

de votre parcours amoureux.

Un Guide pour Chaque Saison de Votre Relation
Ce livre est conçu pour être pertinent et utile tout au long
de votre relation. Des premiers jours de découverte
mutuelle aux années de complicité et de partage, il offre
des conseils et des stratégies adaptés à chaque saison de
votre amour. Que vous traversiez des moments de doute
ou de joie, ce guide est là pour vous soutenir,
vous inspirer et vous accompagner dans la construction
d'un avenir radieux à deux.

LA PROMESSE D'UNE VIE DE COUPLE ÉPANOUIE

Embarquez pour un Voyage Transformateur
Imaginez-vous tenant entre vos mains un passeport vers une nouvelle dimension de votre relation amoureuse. "Un Couple Heureux : Clés pour une Vie à Deux Épanouie" est exactement cela - un billet pour un voyage extraordinaire au cœur de votre vie de couple. Ce n'est pas qu'un livre, c'est une promesse d'évolution, un engagement vers une relation plus profonde, plus joyeuse, plus riche. Vous êtes sur le point de vous embarquer dans une aventure à la découverte de l'amour sous toutes ses formes, un parcours qui vous enseignera la vraie signification de l'amour et de l'être aimé.

Cultiver un Jardin d'Amour, de Respect et de Compréhension
Au fil des pages, vous apprendrez à cultiver votre jardin d'amour, à faire grandir le respect et à approfondir la compréhension mutuelle. Peu importe le stade de votre relation, ce guide vous montrera comment renforcer ces liens essentiels. Vous découvrirez les secrets d'une communication authentique, les clés pour bâtir une complicité à toute épreuve, et comment transformer chaque petit moment en un trésor de connexion et d'affection.

Un Phare dans les Tempêtes de la Vie de Couple
Votre relation, comme toute aventure, connaîtra des défis, des surprises, des moments de joie pure et parfois de

peine. "Un Couple Heureux" est conçu pour être votre phare dans ces moments, illuminant le chemin avec des conseils pratiques, des stratégies éprouvées et des exercices transformateurs. Ensemble, vous apprendrez à voir les défis comme des opportunités de croissance, des moments pour enrichir et fortifier votre lien.

Raviver la Flamme de la Passion et de la Connexion
L'un des cadeaux les plus précieux de ce livre est sa capacité à vous aider à rallumer la flamme de la passion et à renforcer votre connexion. Que ce soit en améliorant votre communication, en approfondissant votre intimité ou en renforçant votre compréhension mutuelle, chaque chapitre vous guide pas à pas vers une relation plus épanouie, plus équilibrée et infiniment plus enrichissante.

Un Engagement en Faveur du Bonheur Durable
Ce guide vous encourage à envisager votre relation non comme une destination finale, mais comme un voyage continu de découverte, de partage et de bonheur. Il vous invite à vous engager activement dans le processus de construction d'un bonheur durable, en mettant en pratique les leçons et les stratégies qu'il offre. Chaque jour devient une opportunité de renforcer votre amour, de célébrer votre complicité et de bâtir un avenir radieux ensemble.

Un Guide pour Tous, à Travers Toutes les Saisons de l'Amour
"Un Couple Heureux" est un livre pour tous, célébrant la richesse et la diversité des expériences de couple. Quels que soient votre parcours, votre culture ou votre orientation, vous trouverez dans ses pages des conseils et des outils universels et profondément enrichissants. Ce livre reconnaît et honore chaque couple dans sa

singularité, offrant un espace où chaque histoire d'amour
trouve sa voix et sa valeur.

CHAPITRE 1

***

LA COMMUNICATION DANS LE COUPLE

1. FONDEMENTS DE LA COMMUNICATION EFFICACE

1.1 IMPORTANCE DE LA COMMUNICATION TRANSPARENTE

Tisser la Toile de la Compréhension et de la Confiance
Imaginez la communication transparente comme le fil d'or qui tisse la toile de votre relation. C'est la base sur laquelle se construit une relation de couple saine, épanouie, et profonde. Ce n'est pas seulement une compétence à acquérir, mais un art de vivre à deux, un engagement quotidien vers une compréhension et une connexion plus profondes.

La Clarté, Clef de la Compréhension Mutuelle
La clarté dans vos mots est le premier pas vers une communication transparente. Imaginez chaque mot que vous prononcez comme une pierre posée sur le chemin de la compréhension mutuelle. En exprimant vos pensées, sentiments et besoins de manière directe et sans ambiguïté, vous construisez un pont solide qui unit vos mondes intérieurs. Cette clarté élimine les brumes des malentendus et ouvre les portes d'une compréhension profonde.

Honnêteté et Vulnérabilité : Les Fondations de la Confiance
La transparence dans la communication implique aussi
une ouverture du cœur, une volonté d'être vulnérable.
Partager vos vérités, même celles qui sont difficiles ou
douloureuses, est un acte de courage qui forge une
confiance indestructible. C'est dans cette vulnérabilité
partagée que la confiance prend racine, créant un espace
sécurisant où chacun peut se révéler sans crainte.

Écouter pour Comprendre : Au-delà des Mots
L'écoute active est le joyau de la communication
transparente. C'est l'art d'écouter non seulement avec les
oreilles mais aussi avec le cœur. Lorsque vous écoutez
pour comprendre vraiment ce que votre partenaire
exprime, au-delà des mots, vous lui offrez le cadeau de la
reconnaissance et du respect. Cette écoute attentive est
le sol fertile où l'amour et le respect grandissent et
s'épanouissent.

Au-delà des Suppositions : Chercher la Vérité
Combien de fois avons-nous mal interprété les paroles ou
les actions de notre partenaire ? La communication
transparente nous invite à aller au-delà des suppositions
et des interprétations hâtives. Elle nous encourage à
poser des questions, à chercher à comprendre la
perspective de l'autre avec curiosité et ouverture. C'est
dans cette quête de compréhension que les conflits se
transforment en opportunités de connexion.

Consistance et Fiabilité : Les Piliers de la Sécurité
Être constant et fiable dans votre manière de
communiquer crée un havre de sécurité et de prévisibilité
dans votre relation. Lorsque votre partenaire sait qu'il

peut compter sur votre honnêteté et votre ouverture, quelles que soient les circonstances, vous bâtissez ensemble un refuge de confiance et de stabilité.

Naviguer dans les Conflits avec Grâce
Les désaccords sont inévitables, mais la manière dont vous les gérez peut transformer votre relation.
La communication transparente est votre boussole dans ces moments, vous guidant vers des résolutions constructives et respectueuses. Elle vous permet d'aborder les problèmes avec maturité, de chercher des solutions ensemble plutôt que de pointer du doigt.

Cultiver l'Intimité Émotionnelle
Enfin, la communication transparente est le terreau fertile où l'intimité émotionnelle fleurit. Partager ouvertement vos pensées et sentiments crée un espace où l'amour et la connexion peuvent s'épanouir sans limites. Cette intimité est le cœur battant d'une relation profonde, riche et durable.

La communication transparente est un voyage, pas une destination. Elle demande pratique, patience et un engagement sans faille. Mais les récompenses – une connexion profonde, une compréhension mutuelle et un amour qui grandit chaque jour – sont inestimables.
En adoptant cette approche, vous et votre partenaire construirez ensemble les fondations d'une relation épanouie, résiliente et joyeuse.

1.2 ERREURS COURANTES DE COMMUNICATION

La communication est l'art de se connecter, de partager et de comprendre. Cependant, comme tout art, il comporte ses défis et ses pièges. Dans le voyage de la vie à deux, comprendre ces écueils courants et apprendre à les naviguer est essentiel pour une relation harmonieuse et épanouissante. Examinons ces erreurs courantes de communication et découvrons ensemble comment les transformer en opportunités de croissance et de connexion plus profondes.

L'Art de l'Écoute Active : Plus qu'Entendre, Comprendre
Écouter activement, c'est offrir un cadeau précieux à votre partenaire : votre attention totale et inconditionnelle. Lorsque nous écoutons en préparant notre réponse, nous manquons l'essence de ce qui est communiqué. S'engager dans l'écoute active, c'est créer un espace où chaque mot, chaque émotion, chaque pensée de votre partenaire est accueillie avec empathie et ouverture.

Au-Delà des Suppositions : La Quête de la Vérité
Supposer ou préjuger des pensées ou des sentiments de notre partenaire est un piège facile dans lequel tomber. Ces suppositions, souvent basées sur nos propres peurs ou expériences passées, peuvent conduire à des malentendus. En remplaçant les suppositions par la curiosité, en posant des questions ouvertes, nous pouvons découvrir la véritable essence des pensées et des sentiments de notre partenaire.

La Danse de la Communication Non Verbale
Le langage du corps, le contact visuel, le ton de la voix – tous ces éléments non verbaux jouent une symphonie silencieuse dans notre communication. En accordant attention et respect à ces signaux, nous pouvons comprendre les messages non dits et renforcer la connexion émotionnelle.

Aborder les Sujets Difficiles : Un Pont vers l'Intimité
Éviter les sujets difficiles peut sembler une voie facile, mais c'est souvent un chemin vers l'incompréhension et la distance. En affrontant ces sujets avec courage et ouverture, vous construisez des ponts solides d'honnêteté et de confiance. La communication ouverte et honnête, même sur des sujets délicats, est la clé d'une relation profonde et authentique.

Critique Constructive vs Destructive : Cultiver la Croissance
La manière dont nous exprimons nos préoccupations et nos mécontentements peut nourrir ou nuire à notre relation. En choisissant la critique constructive, qui se concentre sur les comportements et non sur la personne, nous créons un environnement où la croissance et le changement sont possibles et accueillis.

Éviter les Généralisations et Exagérations : La Précision dans les Mots
Les généralisations et les exagérations peuvent entraîner défense et distance. En utilisant un langage précis et en évitant les hyperboles, vous favorisez une communication claire et directe, où chaque partenaire se sent entendu et respecté.

Empathie et Validation : Les Clés du Cœur
Reconnaître et valider les sentiments de votre partenaire
est un acte d'amour profond. L'empathie, se mettre à la
place de l'autre, est fondamentale dans la communication.
Elle permet de traverser les barrières de
l'incompréhension et de toucher le cœur de votre
partenaire.

La Défense : Un Bouclier qui Isolation
La réaction défensive est naturelle, mais elle peut créer
des barrières à la communication efficace. En apprenant
à accueillir les critiques et les préoccupations avec
ouverture, vous créez un espace où les problèmes peuvent
être résolus de manière constructive.

Clarté et Précision : L'Ancre de la Communication
La clarté et la précision dans la communication sont
essentielles. En étant clair sur vos pensées et sentiments,
vous évitez les malentendus et les confusions, facilitant
ainsi une compréhension mutuelle.

La Communication Sous Influence Émotionnelle
Communiquer sous le coup de l'émotion peut souvent
mener à des échanges improductifs. Prendre un moment
pour se calmer, pour revenir à un état de sérénité, peut
être essentiel avant d'entamer une discussion importante.

En reconnaissant et en travaillant sur ces erreurs
courantes, vous ouvrez la porte à une communication plus
riche, plus empathique, plus connectée. C'est un voyage
qui demande conscience, effort et dévouement, mais les
fruits de ce voyage - une relation plus aimante, plus
compréhensive et plus épanouie - sont infiniment

précieux. Embrassez ce voyage avec curiosité et ouverture, et voyez votre relation s'épanouir de manière inattendue et merveilleuse.

2. ÉTUDES DE CAS : LES HAUTS ET LES BAS DE LA COMMUNICATION

EXEMPLES DE RÉUSSITES ET D'ÉCHECS

La communication est l'épine dorsale d'une relation de couple épanouie. À travers des études de cas réelles, nous explorons comment des couples ont navigué à travers les hauts et les bas de la communication. Ces histoires révèlent des leçons précieuses, illustrant comment des stratégies de communication réussies peuvent être mises en œuvre dans la vie réelle et comment, à l'inverse, des échecs de communication peuvent conduire à des tensions et des malentendus.

Étude de Cas 1 : L'Écoute Active Sauve un Mariage au Bord du Gouffre

Marie et Thomas, mariés depuis cinq ans, se retrouvaient souvent embourbés dans des disputes à cause de malentendus. Après une séance avec un conseiller conjugal, ils ont appris l'importance cruciale de l'écoute active. En adoptant cette pratique, ils ont découvert un nouveau monde de compréhension mutuelle.

Ce changement a rapproché Marie et Thomas, réduisant leurs conflits et approfondissant leur connexion émotionnelle. Leur relation, autrefois tendue, est devenue une source de soutien et de confort.

Étude de Cas 2 : Les Suppositions Destructrices

Alex et Jordan avaient l'habitude de faire des suppositions sur les sentiments de l'autre, ce qui menait régulièrement à des conflits. Alex, par exemple, interprétait souvent le silence de Jordan comme de la colère, sans chercher à comprendre la véritable source de son silence.

Cette habitude créait une atmosphère de ressentiment et de frustration. Le tournant est survenu lorsqu'ils ont commencé à se poser des questions directes, clarifiant leurs sentiments et dissipant ainsi les malentendus.

Étude de Cas 3 : Le Pouvoir de la Communication Non Verbale

Nina et Max, confrontés à des difficultés de communication verbale, ont découvert l'importance de la communication non verbale. Ils ont appris à lire et à comprendre les gestes, les expressions faciales et le ton de la voix de l'autre. Cette nouvelle compréhension a ouvert une voie de connexion plus profonde, permettant à Nina et Max de se sentir plus proches et plus connectés, même sans mots.

<u>*Étude de Cas 4 : La Difficulté des Sujets Tabous*</u>
Emma et Luca, ensemble depuis trois ans, ont longtemps évité de parler de leurs finances, un sujet source de tension. Leur refus de communiquer à ce sujet a mené à des malentendus et à une distance émotionnelle. Lorsqu'ils ont finalement abordé le sujet, bien que difficile, cela a libéré une tension latente et a permis de trouver des solutions communes. La transparence acquise a renforcé leur confiance et leur partenariat.

<u>*Étude de Cas 5 : La Transformation par la Critique Constructive*</u>
Kevin et Priya, souvent pris dans des cycles de critiques destructives, ont appris à reformuler leurs frustrations en critiques constructives. Plutôt que de s'attaquer mutuellement, ils ont commencé à communiquer leurs préoccupations de manière plus saine. Cette approche a non seulement réduit les conflits, mais a également permis à Kevin et Priya de se sentir soutenus et compris, renforçant ainsi leur lien émotionnel.

Ces études de cas montrent la diversité des défis et des succès dans la communication au sein des relations de couple. Elles illustrent clairement que, bien que le chemin de la communication efficace puisse être semé d'embûches, les efforts consentis pour surmonter ces obstacles peuvent aboutir à une relation plus forte, plus saine et plus satisfaisante. En tirant des leçons de ces histoires, vous pouvez vous inspirer pour transformer les défis de communication de votre propre relation en

opportunités de croissance, de connexion profonde et
d'amour partagé

3. EXERCICES PRATIQUES POUR AMÉLIORER LA COMMUNICATION

3.1 JEUX DE RÔLE ET DÉFIS QUOTIDIENS

Créer une Connexion Profonde à Travers le Jeu et la Découverte
La communication est l'art de tisser des liens, de partager des émotions et de bâtir une compréhension mutuelle. Dans le voyage de la vie à deux, la transformer en une expérience ludique et enrichissante peut apporter une dimension nouvelle et vivifiante à votre relation. Voici une série d'exercices pratiques, sous forme de jeux de rôle et de défis quotidiens, conçus pour dynamiser et

approfondir votre communication de couple.

1. Le Théâtre des Émotions : Jeux de Rôle pour Résoudre les Conflits

Scenario : Imaginez une scène où chacun de vous joue le rôle de l'autre dans une situation conflictuelle récente. Cette inversion des rôles est un moyen puissant de se mettre dans la peau de l'autre.

Objectif : Cet exercice vise à développer l'empathie et à offrir une perspective nouvelle sur les réactions et les sentiments de votre partenaire.

2. Charades Émotionnelles : Interpréter les Émotions Non Verbales

Scenario : L'un mime une émotion sans un mot, tandis que l'autre devine de quoi il s'agit. Ce jeu renforce la compréhension des nuances subtiles du langage non verbal.

Objectif : Renforcez votre capacité à lire et interpréter les signaux non verbaux, un aspect crucial de la communication.

3. Silence Parle : Le Défi de la Communication Non Verbale

Scenario : Choisissez une période durant laquelle vous communiquez uniquement par des gestes, des regards, des expressions faciales ou des écrits.

Objectif : Cette expérience renforce la créativité dans la communication et souligne l'importance des mots dans votre interaction quotidienne.

4. Simulation Stratégique : Jouer des Scénarios Complexes

Scenario : Mettez en scène des situations hypothétiques complexes et jouez-les en adoptant des perspectives

différentes de vos habitudes.
Objectif : Explorer des stratégies de communication alternatives dans des contextes stressants pour renforcer votre capacité à collaborer face aux défis.

5. Célébration Quotidienne : Le Défi de l'Appréciation
Scenario : Chaque jour, exprimez quelque chose que vous appréciez chez l'autre, que ce soit par des mots, un écrit, ou un geste.
Objectif : Cultiver une attitude positive et reconnaissante, renforçant ainsi les aspects lumineux de votre relation.

6. Dans la Peau de l'Autre : Journée de Métamorphose
Scenario : Incarnez l'autre pendant une journée, en adoptant ses comportements et habitudes.
Objectif : Comprendre et apprécier les défis quotidiens et les perspectives de votre partenaire.

7. Défi de Clarté : Éliminer les Suppositions
Scenario : Transformez chaque supposition en une question ouverte, une invitation à la discussion.
Objectif : Réduire les malentendus et encourager une communication transparente et directe.

8. Écoute Profonde : Le Défi de l'Écoute Active
Scenario : Pratiquez l'écoute active où un partenaire parle tandis que l'autre écoute attentivement sans interrompre, puis récapitule pour assurer une compréhension mutuelle.
Objectif : Améliorer la précision dans la compréhension mutuelle et valoriser l'importance de l'écoute dans la communication.
Ces exercices sont plus qu'une simple pratique de

communication ; ils sont une aventure dans le monde de la compréhension et de la connexion émotionnelle.
En les intégrant dans votre quotidien, vous créez des occasions uniques de renforcer votre lien, d'explorer de nouvelles façons de vous exprimer et d'accueillir la richesse des émotions et des pensées de votre partenaire. Chaque jeu, chaque défi est une étape vers une communication plus ouverte, plus aimante et plus épanouie dans votre couple.

3.2 CONSEILS POUR UNE COMMUNICATION NON VIOLENTE

Dans l'odyssée de la vie à deux, la communication non violente (CNV) est comme un phare dans la nuit, guidant les couples vers des eaux calmes et sereines de compréhension et de connexion. C'est une pratique qui va au-delà du simple échange de mots ; c'est une danse d'empathie, de respect, et d'ouverture. Voici un guide détaillé pour intégrer la CNV dans votre vie de couple, transformant chaque interaction en une opportunité pour tisser des liens plus forts et plus significatifs.

1. Explorer et Partager les Mondes Intérieurs
Pratique: Apprenez à naviguer dans le paysage de vos besoins et désirs intérieurs. Exprimez-les à votre partenaire sans accusations ni reproches, mais comme une invitation à comprendre votre monde.
Objectif: Cette pratique vise à ouvrir des fenêtres vers vos cœurs, permettant à chacun de voir et d'apprécier les

besoins authentiques de l'autre, prévenant ainsi les frustrations et les malentendus.

2. L'Art de l'Écoute Empathique

Pratique: Quand votre partenaire partage ses pensées et sentiments, plongez dans une écoute active. Mettez de côté vos propres pensées et réponses pour vous immerger totalement dans leur monde émotionnel.
Objectif: Cette écoute profonde crée un espace sacré où chaque partenaire se sent non seulement entendu mais profondément compris et valorisé.

3. Construire des Ponts avec des Mots

Pratique: Transformez les critiques en dialogues constructifs. Utilisez des mots qui construisent plutôt que ceux qui détruisent, choisissez des affirmations positives et des requêtes claires et bienveillantes.
Objectif: Cultiver une atmosphère de respect et d'affection, où les mots deviennent des outils pour renforcer la relation plutôt que des armes qui blessent.

4. Naviguer les Conflits avec le Cœur

Pratique: Face au désaccord, abordez la situation avec compassion et curiosité. Reconnaissez les sentiments et les besoins de l'autre et explorez ensemble des solutions qui nourrissent votre relation.
Objectif: Chaque conflit devient une chance de grandir ensemble, de trouver des compromis enrichissants et de célébrer l'union dans la diversité.

5. Le Miroir de la Compréhension

Pratique: Après avoir écouté votre partenaire, reflétez ses mots comme un miroir, assurant une compréhension

parfaite et profonde.
Objectif: Cette réflexion attentive élimine les malentendus
et renforce le sentiment d'être compris et chéri.

6. Célébrer l'Autre
Pratique: Prenez un moment chaque jour pour exprimer
votre gratitude envers votre partenaire, pour ses actions,
ses qualités ou simplement pour sa présence dans votre
vie.
Objectif: Cultiver la gratitude renforce les aspects
lumineux de votre relation, créant un cycle vertueux de
reconnaissance et d'amour.

7. La Douceur envers Soi
Pratique: Soyez indulgent envers vous-même dans votre
apprentissage de la CNV. Accueillez vos erreurs avec
compassion et patience.
Objectif: En pratiquant l'auto-compassion, vous
développez une communication plus douce et
bienveillante avec votre partenaire, favorisant un
environnement de croissance mutuelle.

La communication non violente dans une relation n'est pas
seulement une stratégie pour éviter les conflits ;
c'est une porte ouverte vers une intimité profonde,
une compréhension mutuelle et un respect inébranlable.
En vous engageant dans ces pratiques, vous et votre
partenaire créez un sanctuaire de communication où
chacun se sent véritablement entendu, respecté,
et profondément aimé. C'est le terreau fertile où germe
une relation durable, épanouissante et joyeusement
partagée.

CHAPITRE 2

***

L'INTIMITÉ ET LA SEXUALITÉ

1. COMPRENDRE LES BESOINS ET DÉSIRS SEXUELS VARIÉTÉ ET NORMALISATION DES PRÉFÉRENCES

La sexualité, dans le contexte d'une relation de couple, est un océan vaste et diversifié, peuplé de désirs et de besoins uniques. Comprendre et embrasser cette diversité est la clé pour naviguer vers une vie sexuelle épanouie et enrichissante. Dans cette exploration, nous plongeons dans les profondeurs de la sexualité pour découvrir comment l'acceptation et la célébration de la variété des préférences sexuelles peuvent fortifier l'intimité et la connexion entre partenaires.

1. Cartographier le Paysage des Désirs

Approche: Embarquez dans une aventure d'exploration ouverte et sans préjugés des désirs et préférences sexuelles. Cela peut se manifester par des dialogues francs, la découverte commune de ressources éducatives ou même des consultations auprès d'un thérapeute sexuel si nécessaire.

Objectif: Créer un sanctuaire où chaque partenaire se sent en confiance pour révéler ses désirs et curiosités, cultivant ainsi une compréhension mutuelle et uné intimité profonde.

2. Célébrer la Mosaïque des Désirs
Approche: Abordez les diversités des préférences
sexuelles avec un esprit ouvert, reconnaissant que la
variété des désirs est une expression naturelle de la
sexualité humaine.
Objectif: En normalisant ces différences, vous diminuez la
stigmatisation et les inconforts, permettant à chaque
individu de se sentir valorisé et accepté dans ses besoins
et désirs uniques.

3. Dialogues de Transparence sur les Besoins Sexuels
Approche: Cultivez une communication claire et
transparente sur les besoins et désirs sexuels.
Engagez-vous dans des échanges respectueux et
bienveillants pour partager vos préférences, vos aimes et
vos limites.
Objectif: Cette ouverture facilite la prévention des
frustrations, des malentendus et des déceptions, tout en
pavant la voie vers une expérience sexuelle mutuellement
enrichissante.

4. Honorer les Frontières de l'Intimité
Approche: Le respect des limites et du consentement est
essentiel. Veillez à ce que chaque partenaire se sente libre
d'exprimer ses limites, et engagez-vous à les respecter
sans faille.
Objectif: Cette approche crée un environnement de
confiance et de sécurité, où la sexualité peut s'épanouir
de manière saine et épanouissante.

5. Naviguer dans l'Évolution des Désirs

Approche: Soyez conscients que les préférences et besoins sexuels évoluent avec le temps. Restez ouverts à l'adaptation et à la redécouverte dans votre vie sexuelle.
Objectif: Cette flexibilité permet de maintenir une vie sexuelle dynamique et satisfaisante, en harmonie avec les changements naturels de la vie, comme l'évolution des âges, les périodes de stress ou les transitions Importantes.

L'exploration et l'acceptation de la diversité des préférences sexuelles sont cruciales pour cultiver une intimité saine et enrichissante dans votre relation. Cette démarche, fondée sur l'ouverture, le respect et la communication, ne se limite pas à enrichir votre vie sexuelle ; elle renforce également votre lien émotionnel et votre confiance mutuelle. En abordant la sexualité avec curiosité, respect et amour, vous jetez les bases d'une relation profondément connectée et joyeusement épanouie. C'est un périple vers une compréhension partagée, où chaque découverte renforce le tissu de votre amour et enrichit le tableau de votre vie commune.

2. DISCUTER DE SEXUALITÉ SANS GÊNE NI TABOU

Dans le voyage intime que partagent deux personnes, parler de sexualité de manière ouverte et sans tabous est un pilier essentiel. Cette exploration peut parfois sembler un parcours semé d'embûches, mais avec des techniques adaptées, elle se transforme en une aventure enrichissante, renforçant la connexion et la compréhension mutuelle. Plongeons dans un guide complet pour des conversations saines et libératrices sur la sexualité au sein du couple.

1. Création d'un Sanctuaire de Dialogue
Approche: Sélectionnez un moment et un lieu propices, une bulle de confort et de sécurité où vous pouvez tous deux vous exprimer librement. Privilégiez une atmosphère détendue et intime pour ces échanges.
Objectif: Un environnement rassurant et paisible est essentiel pour aborder des sujets délicats, favorisant l'ouverture et la sincérité.

2. Le Langage de l'Inclusion et du Respect
Approche: Utilisez un langage positif et inclusif, en évitant les mots qui peuvent être perçus comme critiques ou blessants. Choisissez des termes qui reflètent le respect et l'acceptation.

Objectif: Un langage empreint de positivité et de respect encourage une communication plus fluide et réduit les risques de malentendus ou de défensivité.

3. L'Écoute Active : Un Pont vers l'Empathie

Approche: Pratiquez l'écoute active, en vous concentrant pleinement sur les paroles et les émotions de votre partenaire. Évitez de préparer votre réponse pendant qu'il parle et montrez que vous comprenez vraiment ses sentiments.

Objectif: L'écoute active renforce la confiance et montre votre engagement envers les besoins émotionnels de votre partenaire.

4. Exprimer Ses Propres Besoins avec Authenticité

Approche: Partagez vos besoins, désirs et limites de manière transparente et sincère. Utilisez des phrases commençant par "je" pour exprimer vos sentiments personnels sans accuser.

Objectif: Une expression claire et honnête de vos besoins personnels favorise une meilleure compréhension mutuelle et une intimité plus profonde.

5. Cultiver la Curiosité et l'Ouverture

Approche: Abordez chaque conversation avec curiosité et ouverture d'esprit. Posez des questions bienveillantes pour encourager votre partenaire à partager ses pensées et sentiments.

Objectif: La curiosité et l'ouverture enrichissent le dialogue, créant une dynamique où chaque partenaire se sent valorisé et compris.

6. Navigation Émotionnelle

Approche: Si la conversation éveille des émotions intenses, prenez le temps de les reconnaître et de les gérer calmement. Si nécessaire, faites une pause pour maintenir une communication saine.
Objectif: Une gestion appropriée des émotions assure que la conversation reste constructive et bienveillante.

7. Construire des Accords Mutuels

Approche: Développez des accords ou des compromis qui respectent les besoins et les limites de chacun. Soyez prêt à ajuster vos attentes pour le bien-être de la relation.
Objectif: Les accords mutuels et les compromis renforcent le respect et la satisfaction dans la relation sexuelle.

Parler de sexualité sans tabous dans votre relation n'est pas simplement une démarche pour améliorer votre vie sexuelle ; c'est une invitation à une intimité plus profonde, à une compréhension mutuelle et à un amour renouvelé. En adoptant ces techniques, vous créez un espace de dialogue sincère et respectueux, ouvrant la voie à une exploration mutuelle saine et épanouissante de la sexualité. Cet échange enrichit non seulement votre intimité sexuelle, mais tisse également des liens plus forts, imprégnés de confiance, de respect et d'amour profond.

3. ENTRETENIR LA PASSION ET LA CONNEXION

3.1 DISCUTER DE SEXUALITÉ SANS GÊNE NI TABOU

Entretenir la Passion et la Connexion Idées pour Raviver la Flamme.

Dans la danse de l'amour et de l'intimité, il est naturel de connaître des moments où la flamme semble vaciller. Cependant, avec créativité, engagement et un esprit ouvert, il est possible de raviver cette passion et de renforcer la connexion. Voici une collection d'idées et d'activités pour réchauffer les cœurs et rallumer l'étincelle dans votre relation.

1. Redécouverte et Aventure
Idée: Planifiez des escapades ou des activités que vous n'avez jamais essayées auparavant. L'excitation de la nouveauté peut rallumer la passion.
But: Sortir de la routine habituelle et expérimenter ensemble de nouvelles aventures renforce le lien et ravive la passion.

2. Soirées Thématiques et Rendez-vous Surprises
Idée: Organisez des soirées à thème ou des rendez-vous surprises où chacun prépare quelque chose de spécial pour l'autre. Cela pourrait être un dîner aux chandelles, une soirée cinéma ou un pique-nique sous les étoiles.
But: Ces moments spéciaux créent des souvenirs précieux et renforcent l'intimité émotionnelle et physique.

3. Communication des Désirs
Idée: Partagez vos fantasmes ou désirs de manière ludique, comme écrire des souhaits et les tirer au sort.
But: Cette pratique encourage une communication ouverte sur les désirs sexuels, ajoutant un élément d'excitation et de mystère.

4. Cadeaux et Gestes Attentionnés
Idée: Surprenez votre partenaire avec de petits cadeaux ou des gestes attentionnés qui montrent que vous pensez à lui/elle.
But: Les surprises et les attentions nourrissent l'affection et montrent à votre partenaire qu'il/elle est valorisé(e) et aimé(e).

5. Activités Physiques Ensemble
Idée: Pratiquez ensemble des activités physiques, comme le yoga, la randonnée ou la danse. L'exercice partagé peut augmenter la complicité et l'attirance physique.
But: Renforcer les liens par des expériences partagées et améliorer la santé physique et mentale, essentielle pour une vie sexuelle épanouie.

6. Soins et Attentions Mutuels

Idée: Organisez des séances de massage ou des bains relaxants ensemble. Ces moments de soin mutuel sont à la fois relaxants et sensuels.

But: Favoriser la détente et la connexion physique dans un cadre intime et apaisant.

7. Journal Intime de Couple

Idée: Tenez un journal de couple où vous pouvez tous les deux écrire vos pensées, sentiments et souvenirs favoris.

But: Ce partage renforce la communication émotionnelle et crée un espace privilégié pour se rappeler et apprécier les moments passés ensemble.

8. Expérimentation et Exploration

Idée: Osez explorer de nouvelles dimensions de votre vie sexuelle, que ce soit à travers de nouvelles positions, des jeux érotiques ou des expériences sensorielles.

But: L'expérimentation introduit un élément de surprise et de découverte, maintenant la vie sexuelle dynamique et passionnante.

Raviver la flamme dans une relation n'est pas un défi mais une aventure joyeuse et continue. En incorporant ces idées dans votre quotidien, vous créez des occasions d'approfondir votre lien, de partager des expériences significatives et de maintenir la passion vivante. Chaque geste, chaque moment partagé est un pas de plus dans votre voyage commun, tissé d'amour, de désir et d'une intimité profonde.

3.2 GESTION DES PÉRIODES DIFFICILES

Dans toute relation de longue durée, il est inévitable de traverser des périodes difficiles. Ces moments peuvent mettre à l'épreuve la connexion et la passion au sein du couple. Cependant, avec une approche consciente et empathique, ces défis peuvent être transformés en opportunités de croissance et de renforcement du lien. Voici des stratégies pour gérer ces périodes difficiles tout en maintenant la flamme de l'intimité et de la passion.

1. Communication et Soutien Mutuel
Approche: Maintenez les canaux de communication ouverts. Parlez honnêtement de vos sentiments et de vos difficultés, en offrant et en cherchant du soutien mutuel.
Objectif: Une communication ouverte renforce la confiance et le soutien mutuel, essentiels pour traverser ensemble les temps difficiles.

2. Reconnaissance et Validation des Émotions
Approche: Reconnaître et valider les émotions de l'autre. Comprendre que chaque partenaire peut vivre et gérer le stress différemment.
Objectif: La validation des émotions crée un environnement de compréhension et de compassion, renforçant le lien émotionnel.

3. Prioriser la Qualité du Temps Ensemble
Approche: Même dans les moments difficiles, trouvez du temps pour être ensemble. Cela ne doit pas nécessairement être des activités grandioses ; même de

petits moments peuvent être significatifs.
Objectif: Prioriser le temps passé ensemble aide à maintenir la connexion et rappelle l'importance de votre relation.

4. *Pratiques de Détente et de Bien-être*
Approche: Intégrez des pratiques de détente comme le yoga, la méditation ou des promenades dans la nature. Ces activités peuvent aider à gérer le stress et à retrouver un état d'esprit serein.
Objectif: Réduire le stress et améliorer le bien-être émotionnel et physique, contribuant à une meilleure dynamique de couple.

5. *Gestion des Attentes*
Approche: Soyez réalistes quant à vos attentes en matière d'intimité et de sexualité durant ces périodes. Comprenez que le désir peut fluctuer en fonction des circonstances.
Objectif: Adapter vos attentes aide à éviter les frustrations et les pressions inutiles, permettant à la relation de respirer et de s'adapter.

6. *Chercher un Soutien Extérieur si Nécessaire*
Approche: N'hésitez pas à chercher de l'aide extérieure, que ce soit par le biais de thérapie de couple, de conseils ou de groupes de soutien.
Objectif: Parfois, une perspective extérieure peut offrir des insights et des stratégies pour mieux gérer les périodes difficiles.

7. *Se Rappeler les Fondements de la Relation*
Approche: Prenez le temps de vous remémorer pourquoi

vous êtes ensemble, les moments heureux et ce que vous appréciez l'un chez l'autre.

Objectif: Se rappeler les raisons de votre amour et de votre engagement peut raviver la flamme et donner la force de traverser ensemble les moments difficiles.

CHAPITRE 3

***

L'ÉCOUTE ET LA COMPRÉHENSION MUTUELLE

1. COMPRENDRE LES BESOINS ET DÉSIRS SEXUELS VARIÉTÉ ET NORMALISATION DES PRÉFÉRENCES

Les Subtilités de l'Écoute Active : Transformer la Communication dans les Relations

L'écoute active dans les relations de couple est une symphonie de l'attention, de la compréhension et de l'empathie. C'est un art délicat qui transcende l'acte d'entendre pour véritablement comprendre et ressentir les mots et les émotions de l'autre. Cette section détaille les nuances de l'écoute active, ses techniques raffinées et ses avantages précieux, qui ensemble, tissent le tissu d'une relation épanouissante et durable.

1. L'Art et la Science de l'Écoute Active
Profondeur de Pratique: L'écoute active est un engagement total de l'esprit, du cœur et de l'âme. C'est écouter non seulement avec les oreilles, mais avec tout votre être, plongeant dans les mots de votre partenaire avec une attention totale et sans préjugés.
Objectif Enrichi: Au-delà de la compréhension verbale, l'écoute active vise à saisir le tableau émotionnel complet

de votre partenaire, à comprendre ses perspectives,
ses sentiments, ses craintes et ses espoirs.

2. Techniques Avancées d'Écoute Active

Miroir des Émotions: Paraphrasez et réfléchissez non seulement les mots mais aussi le sentiment sous-jacent. Par exemple, "Quand tu parles de ce problème au travail, je sens beaucoup de frustration. Est-ce correct ?"

Validation Émotionnelle: Affirmez la validité des émotions de votre partenaire, même si leur perspective diffère de la vôtre. Par exemple, "Je comprends que tu te sentes dépassé(e) par cette situation, et tes sentiments sont totalement légitimes."

Questions Ouvertes et Profondes: Posez des questions qui encouragent une exploration plus profonde des pensées et des sentiments, comme "Qu'est-ce qui te préoccupe le plus dans cette situation ?"

Synchronisation Non Verbale: Soyez attentif à votre langage corporel. Adoptez une posture ouverte, des hochements de tête pour encourager la discussion, et un contact visuel qui montre votre engagement total.

3. Échapper aux Pièges de l'Écoute Passive

Attention Inébranlable: Résistez à la tentation de divaguer mentalement. Soyez pleinement présent, avec une attention ininterrompue, montrant à votre partenaire qu'il/elle est votre priorité absolue.

Patience et Respect: Évitez de couper la parole ou de compléter les phrases. Chaque mot, chaque pause a sa signification et mérite d'être entendue.

4. Cultiver un Sanctuaire pour l'Écoute

Environnement Propice: Choisissez un cadre calme et

intime pour les conversations profondes. Éliminez les distractions pour créer un espace sacré dédié à l'écoute et à la compréhension.

Présence Totale: Engagez-vous à être mentalement et émotionnellement disponible. Mettez de côté vos propres préoccupations pour accueillir pleinement les pensées et les sentiments de votre partenaire.

5. Avantages de l'Écoute Active dans la Relation

Renforcement de la Confiance: L'écoute active montre que vous valorisez et respectez les pensées et sentiments de votre partenaire, ce qui renforce la confiance.

Réduction des Conflits: Une meilleure compréhension mutuelle peut réduire les malentendus et les conflits.

Connexion Émotionnelle: Une écoute attentive et empathique favorise une connexion émotionnelle plus profonde entre les partenaires.

L'écoute active est bien plus qu'une compétence de communication ; c'est un cadeau d'attention et de respect que vous offrez à votre partenaire. En pratiquant ces techniques d'écoute active, vous ouvrez la voie à une compréhension et une connexion plus profondes, fondamentales pour une relation saine et épanouie. C'est un investissement dans la qualité de votre vie commune, où chaque conversation devient une opportunité de renforcer votre lien et d'enrichir votre amour mutuel.

2. GÉRER LES MALENTENDUS ET LES CONFLITS SCÉNARIOS COURANTS ET SOLUTIONS

Dans toute relation, les malentendus et les conflits sont inévitables. Cependant, la manière dont ils sont gérés peut soit renforcer soit affaiblir le lien entre les partenaires. Ce segment du chapitre aborde des scénarios communs de conflits et offre des solutions basées sur l'écoute active, la compréhension mutuelle et la communication respectueuse.

1. Scénario : Désaccords sur les Décisions de Vie
Situation: Les partenaires ont des opinions divergentes sur des décisions importantes comme les finances, l'éducation des enfants ou les choix de carrière.
Solution: Utilisez l'écoute active pour comprendre les perspectives de chacun. Engagez-vous dans un dialogue constructif où chaque opinion est valorisée. Cherchez un compromis ou une solution qui prend en compte les besoins et les désirs de chacun.

2. Scénario : Différences dans les Besoins d'Intimité
Situation: Un déséquilibre dans les besoins d'intimité et de proximité peut créer des tensions.
Solution: Communiquez ouvertement sur vos besoins et

attentes en matière d'intimité. Utilisez l'empathie pour comprendre le point de vue de votre partenaire et trouver un terrain d'entente qui respecte les besoins de chacun.

3. *Scénario : Mauvaise Interprétation des Paroles ou des Actions*

Situation: Un partenaire interprète mal les paroles ou les actions de l'autre, menant à des suppositions erronées.
Solution: Clarifiez les intentions derrière les paroles ou les actions. Évitez de sauter aux conclusions et posez des questions ouvertes pour éclaircir les malentendus.

4. *Scénario : Stress Externe Affectant la Relation*

Situation: Le stress lié au travail, à la famille ou à d'autres facteurs externes impacte négativement la relation.
Solution: Reconnaissez comment le stress extérieur affecte chacun et la relation. Développez des stratégies pour gérer le stress ensemble, telles que des activités de détente ou de loisir.

5. *Scénario : Manque de Temps de Qualité Ensemble*

Situation: Les responsabilités et les obligations quotidiennes entravent le temps passé ensemble.
Solution: Planifiez activement des moments de qualité ensemble. Même de courts moments peuvent être significatifs si ils sont bien utilisés.

6. *Scénario : Changements dans les Préférences ou les Désirs Sexuels*

Situation: Des changements dans les désirs ou les préférences sexuelles de l'un des partenaires peuvent créer des tensions.
Solution: Discutez ouvertement et sans jugement de vos

besoins et désirs sexuels. Explorez de nouvelles façons de connecter et de satisfaire ces besoins mutuellement.

7. Scénario : Sentiments de Négligence ou de Manque d'Appréciation

Situation: Un partenaire se sent négligé ou sous-estimé dans la relation.

Solution: Exprimez régulièrement votre appréciation et votre gratitude. Soyez attentif aux besoins de reconnaissance de votre partenaire et agissez en conséquence.

Gérer les malentendus et les conflits nécessite une communication ouverte, de la patience et une volonté de comprendre et de répondre aux besoins de l'autre.
En adoptant ces approches, les couples peuvent non seulement résoudre les problèmes actuels, mais aussi renforcer leur relation, en faisant de chaque défi une opportunité de croissance et d'approfondissement de leur lien.

3. ACTIVITÉS POUR RENFORCER LA COMPRÉHENSION MUTUELLE JEUX ET EXERCICES PRATIQUES

Dans une relation de couple, renforcer la compréhension mutuelle est essentiel pour maintenir un lien fort et sain. Les activités ludiques et les exercices pratiques peuvent être des outils précieux pour améliorer la communication et approfondir la connexion. Voici des idées de jeux et d'exercices conçus pour enrichir la compréhension et l'empathie entre partenaires.

1. Jeu des Deux Vérités et un Mensonge
Activité: Chaque partenaire partage trois affirmations sur lui-même : deux vérités et un mensonge. L'autre doit deviner quelle est le mensonge.
Objectif: Cet exercice ludique stimule la conversation, favorise l'attention aux détails et renforce la connaissance mutuelle.

2. Récits de Vie
Activité: Partagez chacun une histoire importante de

votre passé que l'autre ne connaît pas encore. Écoutez attentivement et posez des questions pour mieux comprendre l'expérience et les sentiments de l'autre.
Objectif: Cet exercice favorise la compréhension des expériences passées qui ont façonné votre partenaire, renforçant ainsi l'empathie et le lien émotionnel.

3. Marche en Duo
Activité: Faites une promenade ensemble, mais avec une règle : l'un parle pendant que l'autre écoute sans interrompre, puis inversez les rôles.
Objectif: L'activité physique conjointe avec l'écoute active favorise une communication ouverte et détendue.

4. Dîner aux Chandelles et Questions Profondes
Activité: Organisez un dîner romantique où vous posez chacun des questions profondes et significatives, allant au-delà des conversations quotidiennes.
Objectif: Les questions profondes dans un cadre intime encouragent l'ouverture et la vulnérabilité, approfondissant la connexion.

5. Atelier d'Écriture de Lettres
Activité: Écrivez chacun une lettre à l'autre, exprimant vos sentiments, vos appréciations et vos espoirs pour la relation.
Objectif: L'écriture offre un espace pour exprimer des sentiments profonds et réfléchis, renforçant l'appréciation et la compréhension mutuelles.

6. Séance de Réflexion sur les Valeurs
Activité: Discutez de vos valeurs fondamentales et de la manière dont elles influencent votre vie et votre relation.

Objectif: Comprendre les valeurs de l'autre enrichit la compréhension des motivations et des comportements, alignant mieux les actions futures.

7. Jeu du "Si J'étais Toi"

Activité: Chaque partenaire décrit une journée typique ou une situation du point de vue de l'autre.
Objectif: Cette activité développe l'empathie et offre une perspective unique sur la vie quotidienne de l'autre.

Ces activités et exercices ne sont pas seulement des moyens de passer du temps ensemble, mais des opportunités pour creuser profondément dans les dynamiques de votre relation. En les intégrant dans votre vie, vous construisez un pont solide de compréhension mutuelle, essentiel pour une relation durable et épanouie.

CHAPITRE 4

***

CONNAÎTRE ET COMPRENDRE LE FONCTIONNEMENT DU COUPLE

1. MODÈLES DE RELATIONS ET DYNAMIQUES DE COUPLE EXPLORATION DES DIFFÉRENTS MODÈLES

Dans ce chapitre, nous explorons la diversité des modèles de relations et la dynamique des couples,
en reconnaissant qu'il n'existe pas une formule unique pour une relation réussie. Chaque couple est unique,
et comprendre les différents modèles peut aider à trouver celui qui correspond le mieux à votre relation.

1. Modèle Traditionnel
Description: Ce modèle suit souvent des rôles et des attentes sociétales traditionnelles, avec une répartition claire des rôles dans la relation.
Dynamique: Souvent caractérisée par la stabilité, mais peut parfois être limitée en termes de flexibilité ou d'égalité.
Application: Convient aux couples qui apprécient la structure et les rôles traditionnels.

2. Modèle Égalitaire
Description: Dans ce modèle, les partenaires partagent équitablement les responsabilités, les décisions et les

rôles, sans égard aux normes de genre traditionnelles.
Dynamique: Favorise l'égalité et le partenariat,
mais nécessite une communication constante pour
maintenir l'équilibre.
Application: Idéal pour les couples qui valorisent l'égalité
et l'autonomie dans leur relation.

3. Modèle Compagnon
Description: Met l'accent sur l'amitié, le partage d'intérêts
communs et une forte connexion émotionnelle.
Dynamique: Souvent basé sur une solide amitié et un
respect mutuel, mais peut parfois manquer de passion.
Application: Convient aux couples qui priorisent l'amitié
et les intérêts partagés.

4. Modèle Indépendant
Description: Les partenaires maintiennent une forte
indépendance dans la relation, avec des espaces
personnels clairement définis.
Dynamique: Favorise l'autonomie individuelle, mais
nécessite une communication claire pour éviter la
distance émotionnelle.
Application: Idéal pour les individus qui valorisent leur
indépendance et leur espace personnel.

5. Modèle Co-Créatif
Description: Les partenaires travaillent ensemble sur des
projets ou des objectifs communs, renforçant leur lien à
travers la collaboration.
Dynamique: Encourage le travail d'équipe et la croissance
commune, mais peut nécessiter des compromis sur les
objectifs individuels.
Application: Convient aux couples qui aiment collaborer

et grandir ensemble.

6. Modèle de Relations Ouvertes

Description: Ce modèle permet des relations avec d'autres personnes en dehors du couple principal, avec des règles et des limites clairement définies.
Dynamique: Offre une flexibilité et une exploration, mais requiert une communication et une confiance extrêmement fortes.
Application: Adapté aux couples qui cherchent une expérience relationnelle moins conventionnelle.

7. Modèle Hybride

Description: Une combinaison de différents modèles, adaptée aux besoins et préférences spécifiques du couple.
Dynamique: Permet une personnalisation maximale de la relation, mais nécessite une compréhension et un accord clairs sur la dynamique choisie.
Application: Idéal pour les couples qui ne se retrouvent pas dans un modèle unique et préfèrent une approche sur mesure.

La compréhension des différents modèles de relations aide les couples à identifier et à choisir la dynamique qui leur convient le mieux. Cette prise de conscience permet de naviguer dans la relation avec plus de clarté, de satisfaction et d'harmonie, tout en respectant les besoins et désirs uniques de chaque partenaire. Reconnaître et embrasser le modèle qui reflète le mieux votre relation est une étape clé vers une union épanouissante et durable.

2. STRATÉGIES DE GESTION DES CONFLITS APPROCHES ET TECHNIQUES DE NÉGOCIATION

La gestion des conflits est un aspect crucial dans la dynamique de tout couple. La manière dont les partenaires gèrent et résolvent leurs désaccords a un impact significatif sur la santé et la durabilité de leur relation. Ce segment se concentre sur des stratégies efficaces de gestion des conflits, en mettant en avant des approches et des techniques de négociation constructives.

1. Écoute Active et Validation des Sentiments
Approche: Commencez toute négociation par l'écoute active. Assurez-vous de comprendre et de valider les sentiments de votre partenaire avant de présenter votre propre point de vue.
Technique: Utilisez des phrases comme "Je comprends que tu te sentes..." pour montrer que vous reconnaissez et respectez les sentiments de votre partenaire.
Avantage: Cette approche crée un climat de respect mutuel et réduit les défenses, facilitant une négociation plus ouverte.

2. Communication Non Violente (CNV)

Approche: Adoptez les principes de la CNV en exprimant vos besoins et sentiments sans attaquer ou blâmer votre partenaire.

Technique: Formulez vos besoins et préoccupations en utilisant des "je" pour éviter les accusations, par exemple, "Je me sens inquiet(e) quand..."

Avantage: La CNV permet d'exprimer des préoccupations de manière constructive, sans provoquer de résistance ou d'hostilité.

3. Trouver un Terrain d'Entente

Approche: Cherchez des intérêts communs ou des objectifs partagés comme base pour trouver des solutions mutuellement acceptables.

Technique: Identifiez et mettez en avant les objectifs ou valeurs communs qui unissent, même dans le désaccord.

Avantage: Se concentrer sur ce qui vous unit plutôt que sur ce qui vous divise facilite la recherche de solutions gagnant-gagnant.

4. Techniques de Négociation Collaborative

Approche: Abordez le conflit comme une opportunité de travailler ensemble vers une solution qui satisfait les deux partenaires.

Technique: Utilisez des stratégies comme le brainstorming conjoint pour générer des solutions créatives.

Avantage: Cette méthode renforce le partenariat et la collaboration, transformant le conflit en une opportunité de croissance commune.

5. Pause et Réflexion

Approche: Si les émotions deviennent trop intenses, prenez une pause pour vous calmer avant de reprendre la discussion.

Technique: Convenez d'un signal pour prendre une pause si la discussion devient trop chauffée.

Avantage: Permettre à chacun de se calmer évite que les discussions ne dégénèrent et facilite une résolution plus rationnelle et équilibrée.

6. Consulter un Médiateur ou un Thérapeute de Couple

Approche: En cas de conflits persistants ou complexes, envisagez de faire appel à un médiateur professionnel ou un thérapeute de couple.

Technique: Choisissez un professionnel qualifié qui peut offrir une perspective neutre et guider la résolution du conflit.

Avantage: L'intervention d'un tiers peut aider à débloquer les situations difficiles et à apporter des solutions innovantes.

La gestion efficace des conflits est essentielle pour le maintien d'une relation saine et épanouie. En adoptant ces stratégies, les couples peuvent transformer les défis en opportunités pour renforcer leur lien, améliorer leur compréhension mutuelle et bâtir un avenir plus harmonieux ensemble. La clé réside dans la communication respectueuse, l'écoute empathique et la volonté de trouver des solutions qui bénéficient à tous les deux.

3. ÉQUILIBRER VIE PERSONNELLE ET VIE DE COUPLE CONSEILS POUR UN ÉQUILIBRE SAIN

Trouver le bon équilibre entre la vie personnelle et la vie de couple est essentiel pour le bien-être individuel et la santé de la relation. Cet équilibre permet à chaque partenaire de se développer individuellement tout en cultivant une relation forte et saine. Voici des conseils pratiques pour maintenir cet équilibre.

1. Reconnaissance de l'Importance de l'Espace Personnel
Conseil: Reconnaissez que chacun a besoin de son espace personnel pour poursuivre ses intérêts, passions et croissance personnelle.
Application: Encouragez et soutenez les activités individuelles de votre partenaire et prenez du temps pour vos propres activités.

2. Communication et Établissement de Limites
Conseil: Communiquez ouvertement sur vos besoins en matière d'espace et de temps seul. Établissez des limites claires pour favoriser un respect mutuel de ces besoins.
Application: Discutez de vos besoins et attentes en

matière de temps seul et de temps passé ensemble. Trouvez un équilibre qui fonctionne pour les deux partenaires.

3. Planification de Temps de Qualité Ensemble

Conseil: Bien que l'indépendance soit importante, il est essentiel de planifier des moments de qualité ensemble pour renforcer la connexion.

Application: Organisez régulièrement des activités ou des rendez-vous qui vous permettent de vous connecter et de profiter de votre temps ensemble.

4. Respecter l'Autonomie de l'Autre

Conseil: Respectez l'indépendance et les décisions de votre partenaire sans essayer de les contrôler.

Application: Encouragez votre partenaire à prendre des décisions par lui-même et soutenez son autonomie.

5. Soutien Mutuel dans la Croissance Personnelle

Conseil: Soutenez-vous mutuellement dans vos objectifs et ambitions personnels. La croissance individuelle peut contribuer à une relation plus riche.

Application: Montrez de l'intérêt pour les projets et passions de votre partenaire et célébrez ses réussites.

6. Éviter la Dépendance Émotionnelle

Conseil: Travaillez sur votre indépendance émotionnelle pour ne pas dépendre entièrement de votre partenaire pour votre bonheur et votre bien-être.

Application: Engagez-vous dans des activités qui vous rendent heureux et comblé indépendamment de votre relation.

7. Reconnaître l'Importance des Relations Extérieures

Conseil: Cultivez des relations saines en dehors de votre couple, comme les amitiés et les liens familiaux.

Application: Passez du temps avec des amis et de la famille, et encouragez votre partenaire à faire de même.

L'équilibre entre la vie personnelle et la vie de couple est un élément dynamique et en constante évolution dans toute relation. En adoptant ces conseils, les couples peuvent créer un environnement où chacun se sent soutenu dans sa croissance personnelle tout en développant une relation profonde et significative. Cet équilibre favorise non seulement l'épanouissement individuel mais enrichit également la qualité et la profondeur de la relation partagée.

CHAPITRE 5

***

GUIDE PRATIQUE POUR UN COUPLE HEUREUX

1. SYNTHÈSE DES CLÉS POUR UNE RELATION ÉPANOUIE RÉCAPITULATIF DES POINTS ESSENTIELS

Le chapitre final de notre guide se concentre sur la synthèse des éléments cruciaux pour une relation de couple épanouie. Ces points essentiels, émanant des divers chapitres précédents, forment une feuille de route pour les couples désireux de cultiver une relation harmonieuse et durable.

1. Communication Efficace et Écoute Active
La communication ouverte et respectueuse est le fondement d'une relation forte. Pratiquer l'écoute active et l'empathie permet de comprendre réellement et de répondre aux besoins de l'autre.
Les techniques comme la paraphrase, les questions ouvertes et la validation des émotions sont des outils clés pour une communication saine.

2. Respect et Appréciation Mutuels
Le respect mutuel et l'appréciation des efforts et qualités de chacun consolident le lien affectif. Exprimer régulièrement gratitude et reconnaissance renforce la

connexion émotionnelle.

3. Gestion des Conflits et Résolution des Problèmes

Adopter des stratégies constructives de gestion des conflits est vital. Cela inclut l'écoute empathique, la recherche de solutions gagnant-gagnant et la capacité de faire des compromis.
Les conflits, gérés de manière saine, peuvent devenir des opportunités de croissance et de renforcement de la relation.

4. Équilibre entre Vie Personnelle et Vie de Couple

Maintenir un équilibre entre l'indépendance individuelle et la vie de couple est essentiel. Cela implique de respecter l'espace personnel et de soutenir les passions et les aspirations de chacun.
Le temps de qualité passé ensemble et les activités partagées sont également cruciaux pour nourrir la relation.

5. Intimité et Connexion Sexuelle

Une intimité émotionnelle et sexuelle saine est fondamentale. Cela comprend une communication ouverte sur les besoins et désirs sexuels, ainsi que l'effort de maintenir une connexion physique et émotionnelle.
Explorer et respecter les besoins et préférences sexuels de l'autre renforce la complicité et la satisfaction mutuelle.

6. Croissance et Adaptation

Les relations évoluent avec le temps. Être ouvert à la croissance et au changement, tant individuellement qu'en tant que couple, est crucial pour une relation dynamique

et épanouissante.
La capacité d'adaptation face aux changements de la vie,
comme les transitions de carrière ou les défis familiaux,
est un atout pour la durabilité de la relation.

7. Partage des Responsabilités et des Projets
Le partage équitable des responsabilités et la
collaboration sur des projets communs contribuent à un
sentiment d'équipe et de partenariat.
Travailler ensemble vers des objectifs communs renforce
le sentiment d'unité et d'accomplissement partagé.

En synthèse, ces clés offrent un cadre pour construire et
entretenir une relation de couple heureuse et saine.
Elles soulignent l'importance de la communication,
du respect mutuel, de la gestion des conflits, de l'équilibre
personnel, de l'intimité, de la croissance et du partage.
Ces éléments, harmonieusement intégrés dans la vie
quotidienne du couple, pavent la voie vers une union
joyeuse et durable.

2. ÉTUDES DE CAS : TRIOMPHES ET RÉSILIENCE EXEMPLES DE COUPLES AYANT SURMONTÉ DES OBSTACLES

Ce chapitre met en lumière des histoires réelles de couples qui ont rencontré des défis significatifs dans leur relation mais ont réussi à les surmonter grâce à la communication, la compréhension mutuelle, et une forte résilience. Ces études de cas illustrent comment divers obstacles peuvent être transformés en opportunités de croissance et de renforcement du lien conjugal.

1. Le Défi de la Distance

Histoire de Marie et Alex: Confrontés à une relation à longue distance pendant deux ans en raison des opportunités professionnelles, Marie et Alex ont surmonté les défis grâce à une communication quotidienne, des visites régulières et la planification d'un avenir commun.

Leçon Clé: La confiance, la communication constante et le maintien d'un objectif commun peuvent solidifier une relation, même à distance.

2. Surmonter les Différences Culturelles

Histoire de Sarah et Raj: Issus de cultures différentes, ils ont dû faire face à des malentendus et des attentes familiales divergentes. En adoptant une attitude d'ouverture, en apprenant de leur diversité et en établissant leurs propres traditions, ils ont créé une dynamique de couple unique et enrichissante.

Leçon Clé: La compréhension et l'acceptation des différences culturelles enrichissent la relation et favorisent un respect mutuel profond.

3. Gérer les Crises Financières

Histoire de Emma et Lucas: Ayant traversé une période de difficultés financières, ils ont appris à gérer ensemble leur budget, à communiquer ouvertement sur les questions d'argent et à prioriser leurs dépenses, renforçant ainsi leur partenariat.

Leçon Clé: La transparence financière et la collaboration dans la gestion des finances sont essentielles pour surmonter les périodes de crise.

4. Renforcer la Relation Après l'Infidélité

Histoire de Lina et Tom: Après une affaire, ils ont décidé de travailler sur leur relation. Grâce à la thérapie de couple, à une communication honnête sur leurs besoins et à la reconstruction de la confiance, leur relation est devenue plus forte.

Leçon Clé: Le pardon, la communication ouverte et le travail dédié sur la relation peuvent réparer et même renforcer le lien après une trahison.

5. La Transition vers la Parentalité

Histoire de Nora et Sam: L'arrivée de leur premier enfant

a bouleversé leur routine et leurs rôles. En établissant une communication ouverte sur leurs nouvelles responsabilités et en partageant équitablement les tâches parentales, ils ont trouvé un nouvel équilibre.
Leçon Clé: Adapter la dynamique de couple aux nouvelles responsabilités et maintenir la communication peut aider à naviguer dans la transition vers la parentalité.

Ces histoires réelles témoignent de la capacité des couples à surmonter des obstacles apparemment insurmontables. Elles illustrent que, avec détermination, amour et engagement, les défis peuvent être transformés en expériences renforçant le lien et la compréhension mutuelle. Chaque couple a la capacité de forger son propre chemin vers le bonheur, armé de patience, de compréhension et d'une volonté commune de voir la relation s'épanouir.

3. PLAN D'ACTION ET CHECKLIST POUR LES COUPLES ÉTAPES CONCRÈTES POUR APPLIQUER LES CONSEILS

Pour aider les couples à mettre en pratique les enseignements du guide, cette section propose un plan d'action structuré et une checklist. Ces outils sont conçus pour faciliter l'application des conseils dans la vie quotidienne, favorisant ainsi une relation plus épanouie et heureuse.

1. Évaluation de la Communication

Action: Évaluez régulièrement la qualité de votre communication. Prenez le temps chaque semaine de discuter de la manière dont vous communiquez et de ce qui pourrait être amélioré.

Checklist:

Pratiquez l'écoute active dans vos conversations.
Assurez-vous d'exprimer clairement vos besoins et vos sentiments.
Utilisez un langage positif et constructif.

2. Renforcement du Respect et de l'Appréciation

Action: Instaurez une routine quotidienne pour exprimer gratitude et appréciation envers votre partenaire.

Checklist:

Dites merci pour les petites choses au quotidien.

Partagez au moins un compliment par jour.

Célébrez les succès et les efforts de votre partenaire.

3. Stratégies Proactives de Gestion des Conflits

Action: Développez et pratiquez des stratégies de résolution de conflits. Planifiez des moments pour discuter des désaccords de manière constructive.

Checklist:

Abordez les conflits calmement et avec l'intention de trouver une solution.

Évitez les accusations et concentrez-vous sur les sentiments et les besoins.

Cherchez des compromis ou des solutions créatives.

4. Équilibre entre Vie Personnelle et Vie de Couple

Action: Planifiez activement des moments pour vos activités individuelles ainsi que pour des activités de couple.

Checklist:

Respectez l'espace personnel et le temps seul de chacun.

Organisez des rendez-vous réguliers ou des activités communes.

Soutenez les hobbies et intérêts individuels de l'autre.

5. Maintien de l'Intimité et de la Connexion

Action: Planifiez des moments pour nourrir votre intimité physique et émotionnelle.

Checklist:

Ayez des discussions ouvertes sur vos besoins et désirs sexuels.
Partagez régulièrement des gestes affectueux et de tendresse.
Explorez de nouvelles façons de vous connecter émotionnellement et physiquement.

6. Croissance Personnelle et Commune

Action: Encouragez et soutenez la croissance personnelle et les objectifs de l'autre. Travaillez également sur des projets ou des objectifs communs.
Checklist:
Discutez de vos aspirations personnelles et comment vous pouvez vous soutenir mutuellement.
Planifiez et travaillez ensemble sur des projets ou des objectifs communs.
Célébrez ensemble les accomplissements personnels et collectifs.

7. Revisiter et Ajuster le Plan d'Action

Action: Revoyez régulièrement ce plan d'action pour s'assurer qu'il reste pertinent et efficace pour votre relation.
Checklist:
Évaluez l'efficacité des actions mises en place.
Soyez ouvert à ajuster ou à ajouter de nouvelles stratégies.
Célébrez les progrès réalisés et apprenez des défis rencontrés.

Ce plan d'action et cette checklist offrent aux couples des étapes concrètes et réalisables pour améliorer leur relation. En suivant ces directives, les partenaires peuvent travailler ensemble pour construire une relation plus forte, plus saine et plus joyeuse, en se basant sur une communication efficace, un respect mutuel, et un amour partagé.

CONCLUSION

1. RÉCAPITULATIF DES ENSEIGNEMENTS CLÉS

Le parcours pour construire une relation épanouie est complexe et exigeant, mais incroyablement gratifiant. Ce guide a exploré divers aspects du fonctionnement des couples, offrant des stratégies et des insights pour renforcer les liens amoureux. Ce récapitulatif vise à consolider les leçons apprises et à offrir une vision claire des étapes à suivre pour une relation réussie.

Communication Efficace

Importance de l'écoute active: La capacité d'écouter activement et empathiquement est cruciale. Cela implique de comprendre non seulement les mots, mais aussi les émotions et les intentions sous-jacentes.

Expression claire et honnête: Partager ses pensées et sentiments de manière ouverte et sincère renforce la confiance et la compréhension mutuelle.

Gestion constructive des conflits: Apprendre à aborder et à résoudre les désaccords de manière saine est essentiel pour éviter les ressentiments et renforcer la relation.

Respect et Appréciation

Valoriser les contributions de chacun: Reconnaître et apprécier les efforts et les qualités de l'autre est fondamental pour le bien-être de la relation.

Respecter les différences: Accepter et embrasser les différences individuelles enrichit la dynamique du couple.

Intimité et Connexion

Nourrir l'intimité physique et émotionnelle: Entretenir une connexion intime et affectueuse est vital pour la santé de la relation.

Dialogue ouvert sur la sexualité: Communiquer sur les besoins et désirs sexuels de manière franche et respectueuse est clé pour une vie intime satisfaisante.

Équilibre Vie Personnelle et Vie de Couple

Maintenir l'indépendance: Soutenir l'autonomie personnelle tout en étant engagé dans la relation.

Temps de qualité ensemble: Prioriser des moments ensemble pour fortifier le lien.

Croissance et Adaptation

Évolution personnelle et collective: Encourager et soutenir la croissance individuelle et celle du couple.

Flexibilité et adaptabilité: Être ouvert aux changements et prêt à s'adapter aux nouvelles circonstances et phases de la vie.

Conclusion

Ces enseignements clés, lorsqu'ils sont appliqués avec engagement et amour, peuvent transformer profondément la dynamique d'une relation. Ils demandent un effort constant et une volonté de grandir ensemble. En cultivant la communication, le respect, l'intimité, l'équilibre et l'adaptabilité, les couples peuvent construire une relation durable et joyeuse, marquée par la compréhension, le soutien et un amour profond.

2. INSPIRATION POUR UN ENGAGEMENT CONTINU

Cultiver un Jardin d'Amour Durable
Comparer une relation à un jardin offre une métaphore puissante. Tout comme un jardin fleurit avec des soins constants, une relation s'épanouit avec un engagement et un effort soutenus. Ce dernier chapitre vise à inspirer les couples à maintenir cet engagement, en soulignant que l'amour est un voyage continu, non une destination.

L'Art de l'Engagement Quotidien

Petits Gestes, Grand Impact: Les petits actes d'amour et de gentillesse quotidiens sont les pierres angulaires d'une relation forte. Un simple "Je t'aime", un message affectueux, ou un geste de tendresse peut renforcer le lien chaque jour.

Célébration des Moments Ordinaires: Trouver de la joie et de la gratitude dans les routines quotidiennes peut transformer l'ordinaire en extraordinaire. Cuisiner ensemble, partager un hobby, ou simplement se détendre ensemble peut devenir des moments précieux.

La Communication comme Pilier

Dialogues Continus: La communication ne se limite pas à résoudre les conflits; elle est aussi l'occasion de partager des rêves, des espoirs et des expériences.

Des conversations régulières sur les attentes, les changements, et les émotions maintiennent la connexion vive.

Écoute et Adaptation: L'écoute active n'est pas un acte isolé, mais une pratique quotidienne. Elle nécessite une adaptation continue aux changements dans les besoins et désirs de l'autre.

Renforcer la Connexion Émotionnelle

Compréhension Profonde: Chercher à comprendre profondément votre partenaire, ses expériences et ses perspectives, crée un lien émotionnel fort. Cela implique de l'empathie, de la patience et un esprit ouvert.

Vulnérabilité Partagée: Se montrer vulnérable et ouvert avec son partenaire renforce la confiance et la proximité. Cela peut signifier partager des peurs, des incertitudes, ou des espoirs.

Nourrir la Croissance et le Changement

Évolution Ensemble: Les relations évoluent avec le temps. Accueillir et embrasser le changement, qu'il soit individuel ou en couple, est essentiel pour une relation dynamique et adaptative.

Soutien dans les Défis: Être présent pour l'autre dans les moments difficiles, soutenir les ambitions de l'autre, et travailler ensemble sur des défis communs fortifie la relation.

L'Importance de l'Intimité et de la Passion

Cultiver l'Intimité: L'intimité, à la fois émotionnelle et physique, est un aspect clé d'une relation épanouie. Prendre le temps pour l'intimité et explorer les besoins et désirs de l'autre renouvelle la passion.

Romance et Nouveauté: Introduire de la nouveauté et de la romance, comme des rendez-vous surprises ou des activités communes inédites, peut raviver la flamme.

Conclusion Inspirante

Ce guide a pour but de vous accompagner dans votre parcours de couple, en vous fournissant des outils et des stratégies pour une relation épanouie.
L'engagement continu, la communication, l'intimité, la compréhension mutuelle et l'adaptabilité sont les clés d'une relation durable et heureuse. Chaque jour offre une nouvelle occasion de cultiver votre amour, de renforcer votre lien et de grandir ensemble.
Votre relation est un voyage unique, plein de possibilités, de croissance et d'amour incommensurable.

3. ENCOURAGEMENTS POUR L'AVENIR

En clôture de ce guide, il est essentiel de se tourner vers l'avenir avec un sentiment d'espoir et d'optimisme.
La relation de couple, bien qu'elle puisse présenter des défis, est aussi une source immense de joie, de soutien et de croissance personnelle. L'avenir offre de nombreuses opportunités pour renforcer votre lien, explorer de nouvelles facettes de votre amour et continuer à grandir ensemble.

Cultiver une Relation Durable

Vision à Long Terme: Ayez une vision à long terme pour votre relation. Imaginez où vous voulez être dans plusieurs années et quels souvenirs vous souhaitez créer ensemble.

Engagement Renouvelé: Renouvelez régulièrement votre engagement l'un envers l'autre. Cela peut se faire à travers des gestes symboliques, des rituels ou simplement par des paroles d'affection et d'engagement.

Adaptabilité et Flexibilité: Soyez prêts à vous adapter et à être flexibles face aux changements de la vie.
L'avenir peut apporter des surprises, et être capable de naviguer ensemble dans ces moments est crucial.

Renforcer la Communication et la Compréhension

Dialogue Continu: Maintenez un dialogue ouvert et honnête. La communication n'est pas un objectif atteint mais un processus continu qui nécessite attention et effort.

Écoute Profonde: Continuez à pratiquer l'écoute active et empathique. Comprendre vraiment votre partenaire est un cadeau précieux qui nourrit l'amour et la confiance.

Approfondir l'Intimité et la Connexion

Exploration de l'Intimité: Poursuivez l'exploration de votre intimité émotionnelle et physique. Trouvez de nouvelles façons de vous connecter et d'exprimer votre amour.

Moments de Qualité: Créez et chérissez des moments de qualité ensemble. Ces instants sont les perles de votre relation, précieux et lumineux.

Soutien Mutuel dans la Croissance Personnelle

Croissance Individuelle et Commune: Encouragez et soutenez la croissance personnelle de chacun tout en trouvant des voies pour grandir ensemble. Chaque étape de développement personnel peut enrichir la relation.

Soutien dans les Défis: Soyez le soutien principal de votre partenaire dans les défis, qu'ils soient professionnels, personnels ou émotionnels. La force de la relation se révèle dans les moments difficiles.

Construire un Avenir Ensemble

Projets et Rêves Communs: Planifiez et travaillez ensemble sur des projets et des rêves communs. Que ce soit acheter une maison, voyager ou poursuivre un projet créatif, ces objectifs partagés renforcent le lien.

Équilibre et Harmonie: Trouvez un équilibre entre vos aspirations individuelles et vos objectifs en tant que couple. L'harmonie dans la relation vient de la capacité à aligner ces aspects.

Encouragements pour les Jours à Venir

Ce guide n'est qu'un début dans votre parcours ensemble. Chaque jour est une nouvelle opportunité d'appliquer ces enseignements, de surmonter les obstacles et de célébrer l'amour que vous partagez. Regardez vers l'avenir avec confiance et optimisme, sachant que votre relation est une toile constamment en évolution, peinte avec les couleurs de l'amour, du respect, de la compréhension et de la joie partagée.

En conclusion, ce guide est conçu pour être une source d'inspiration et de guidance, offrant des outils et des perspectives pour naviguer dans la complexité des relations de couple. L'avenir promet croissance, bonheur et épanouissement tant que vous continuez à travailler ensemble avec amour, patience et dévouement.

ALLONS PLUS LOIN

MERCI

Merci pour votre confiance.
Nous publions nos livres de façon indépendante.

Nous lisons chacun de vos commentaires avec
plaisir, ils sont cruciaux pour soutenir
notre travail et nous permettent de vous
fournir de nouveaux contenus de qualité.

Si vous aimez ce livre, n'hésitez pas à nous
laisser un commentaire sur **Amazon**.

Nous espérons que ce livre vous a plu autant
que nous avons pris un plaisir à le concevoir

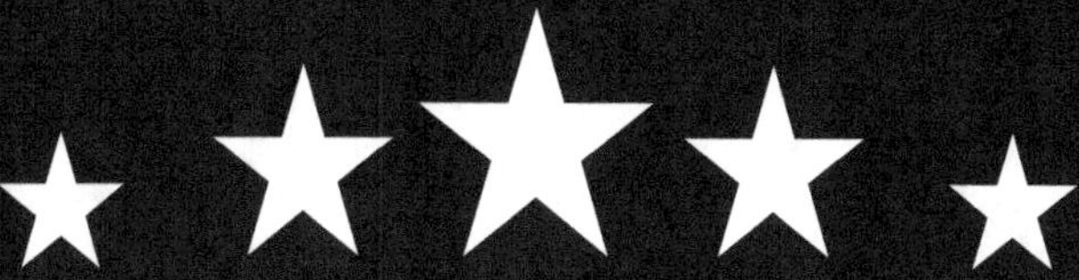